DE L'EMPLOI

DES

INJECTIONS DE COCAÏNE

DANS LES EXTRACTIONS DENTAIRES

PAR

Le Docteur Henri RODIER

Ancien externe des hôpitaux de Paris
Chef de clinique à la Clinique des maladies de la bouche de l'Hôtel-Dieu
Secrétaire de la Société de stomatologie de Paris

PARIS
G. STEINHEIL, ÉDITEUR
2, RUE CASIMIR-DELAVIGNE, 2

1890

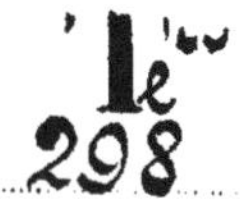

DE L'EMPLOI

DES

INJECTIONS DE COCAÏNE

DANS LES EXTRACTIONS DENTAIRES

PAR

Le Docteur Henri RODIER

Ancien externe des hôpitaux de Paris
Chef de clinique à la Clinique des maladies de la bouche de l'Hôtel-Dieu
Secrétaire de la Société de stomatologie de Paris

PARIS
G. STEINHEIL, ÉDITEUR
2, RUE CASIMIR-DELAVIGNE, 2

1890

A MON PREMIER MAITRE, MON CHER ONCLE

LE DOCTEUR HENRI GODET

Témoignage de vive reconnaissance.

A MES PARENTS

A MES AMIS

A MON PRÉSIDENT DE THÈSE

M. LE PROFESSEUR PROUST

Médecin de l'Hôtel-Dieu
Professeur d'hygiène à la Faculté de médecine
Inspecteur général des Services sanitaires
Officier de la Légion d'honneur

DE L'EMPLOI

DES

INJECTIONS DE COCAÏNE

DANS LES EXTRACTIONS DENTAIRES

AVANT-PROPOS

Depuis près de deux ans que nous nous livrons spécialement à l'étude des maladies de la bouche et des dents, nous avons cherché à nous faire une opinion sur l'emploi de la cocaïne comme anesthésique local dans les extractions dentaires.

C'est surtout à la clinique des maladies de la bouche de l'Hôtel-Dieu, où nous assistons depuis plus d'un an le Dr V. Pietkiewicz, en qualité de chef de clinique, que nous avons puisé la plupart de nos observations. Les autres ont été recueillies tant à la clinique des Quinze-Vingts que dans notre cabinet de consultations.

Dans ce travail nous avons consigné le résultat de nos recherches. Nous aurions atteint notre but, si nous pouvions contribuer, dans une modeste part, à vulgariser l'emploi de cet excellent agent d'anesthésie qui compte encore trop peu de partisans dans le monde médical.

Le plan de cette étude sera simple : après quelques mots d'historique, nous insisterons spécialement sur le procédé opératoire. Viendront ensuite les faits cliniques, suivis de quelques réflexions.

Un chapitre sera consacré aux indications et contre-indications à l'usage de la cocaïne dans les avulsions dentaires.

Enfin un parallèle nous permettra de faire ressortir les avantages de la cocaïne sur les autres anesthésiques employés en chirurgie dentaire.

Avant d'aborder notre sujet, qu'il nous soit permis de remercier les Drs Magitot et Cruet des sages conseils avec lesquels ils ont su guider nos études spéciales.

Que notre cher maître le Dr Pietkiewicz reçoive ici le sincère témoignage de notre vive reconnaissance pour la sympathie qu'il nous a toujours montrée, pour la sollicitude et le soin avec lesquels il n'a cessé de nous éclairer dans l'étude des maladies de la bouche.

Nous exprimons aussi tous nos remerciments à notre ami le Dr Besançon dont nous avons mis tant de fois à contribution la complaisance et le savoir.

Enfin qu'il nous soit permis de témoigner à notre maître M. le professeur Proust toute notre reconnaissance pour la bienveillance qu'il n'a cessé de nous prodiguer dans le cours de nos études médicales, et l'honneur qu'il nous fait en acceptant la présidence de notre thèse inaugurale.

HISTORIQUE

La Coca, Erythroxylon Coca, de la famille des linacées, série des érythroxylées, est cultivée au Pérou et dans toute l'Amérique du Sud. Elle paraît originaire des contrées mêmes où on la cultive. Elle croit et abonde dans certaines localités des Andes, du Pérou, de la Bolivie, surtout dans la province de La Paz, de la Nouvelle-Grenade, dans les régions à climat doux et humide comprises entre 700 et 2000 mètres d'altitude. On la rencontre aussi dans la République Argentine. C'est un arbuste qui atteint environ trois mètres de hauteur dans les pays où on le cultive. En France, dans les serres, il atteint son complet développement, mais sa hauteur ne dépasse guère un mètre.

La feuille est la seule partie utilisée ; elle est entière, ovale, aiguë ou elliptique, vert foncé en dessus, plus pâle en dessous, longue de 4 à 6 cent., membraneuse, pourvue d'une nervure médiane et de deux nervures secondaires, qui formant l'arc de chaque côté de la nervure médiane, la rejoignent au sommet.

Les feuilles de Coca sont très parfumées. Elles renferment une grande quantité de résine aromatique, 7 à 8 0/0 de cocaïne quand elles sont fraîches, de l'hygrine, de la cocamine, et des ammoniaques composées diverses quand elles sont altérées.

Les feuilles de Coca traitées en Europe sont toujours

plus ou moins altérées par le transport; aussi leur rendement en cocaïne est-il faible, 0,5 à 2 0/0 environ, et contiennent-elles toujours des principes ammoniacaux et surtout de l'hygrine, base huileuse, à odeur forte et très caustique jusqu'à présent inutilisée.

Le commerce reçoit deux sortes de feuilles de Coca : l'une, anciennement connue, est fournie par l'Erythroxylon Coca; l'autre, introduite plus récemment en Europe, provenant d'un érythroxylon particulier de la Jamaïque et de Ste-Lucie, est donnée à tort comme une variété fournie par l'Erythroxylon Coca à la Nouvelle-Grenade. La seconde sorte serait à peu près exclusivement employée dans le Nord de l'Allemagne pour fabriquer la cocaïne.

D'après M. Hesse, ce serait cette seconde sorte qui fournirait surtout la cocamine ou isatropylcocaïne (1).

On a fait l'analyse de la Coca, et on y a trouvé un alcaloïde cristallisable, la cocaïne, un principe odorant, huileux, volatile, l'hygrine et l'acide cocatanique. Ces deux derniers principes paraissent n'avoir aucune importance dans l'action de la Coca. Le véritable élément actif est la cocaïne.

Nous ne croyons pas devoir insister ici sur les caractères botaniques de la Coca. Ils ont été très bien décrits depuis longtemps dans les thèses de Demarle (2), Moréno y Maïs (3), Lippmann (4), et enfin Gazeau (5).

(1) *Journal de pharm. et de chimie*. T. XX, p. 563.

(2) Demarle. *Essai sur la Coca du Pérou*. Th., Paris, 1862.

(3) Moréno y Maïs. *Recherches chimiques et physiologiques sur l'Erythrolylon Coca du Pérou et la cocaïne*. Th., Paris, 1868.

(4) Lippmann. *Etudes sur la Coca du Pérou*. Th., Strasbourg, 1868.

(5) Gazeau. *Nouvelles recherches expérimentales sur la pharmacologie, la physiologie et la thérapeutique de la Coca*. Th., Paris, 1870.

Jérôme Benzoni, le premier, en 1542, fit connaître l'usage que font les Indo-Américains de la feuille de Coca, mais celui-ci remontait déjà à une époque assez reculée. Pour les Péruviens, la feuille de Coca a des avantages multiples, et comme l'a dit fort élégamment le Dr Beugnier-Corbeau, « la plante sacrée des Incas était « une promesse de vie pour le moribond qui pouvait en « boire la sève, un viatique incomparable pour le voya- « geur dont elle trompait la faim ; un cordial pour rele- « ver les forces, réchauffer les sens engourdis par le froid « des neiges ou des glaces, une source d'oubli pour « l'homme abreuvé de chagrin et une source de plaisir « pour les caresses de l'amour » (1).

Ceux qui font usage des feuilles de Coca, s'en servent comme les paysans de la Styrie se servent de l'arsenic. Les feuilles desséchées sont réunies en petites masses qui représentent autant de chiques.

On ne s'étonnera pas que nous ayons consacré quelques lignes à la Coca. Il nous a semblé utile avant de parler de la cocaïne et de son emploi dans les extractions dentaires, de dire quelque chose de son origine et de parler d'une plante dont les qualités sont dues en grande partie à l'alcaloïde dont il nous reste aussi à dire quelques mots.

Wédel avait déjà en 1853 signalé dans la Coca la présence d'un alcaloïde analogue à la théine ; Gœdeke en 1855, l'entrevit de nouveau, l'appela érythroxéline et indiqua

(1) Beugnier-Corbeau. *Recherches historiques, expérimentales et thérapeutiques sur la Coca et son alcaloïde*. (*Bull. de thérap.*, 1884, C. VII, p. 529.)

son action anesthésique sur la langue. Mais l'étude chimique de la cocaïne remonte seulement aux recherches de Niémann (1859) qui le premier l'obtint à l'état cristallin. Cette étude fut reprise ensuite et complétée par Wœhler (1860), Humann (1860) et Lassen (1865).

C'est en 1862, trois ans après la découverte de la cocaïne par Niémann, que le Dr Schroff, qui était parvenu à insensibiliser avec elle la muqueuse linguale, signalait pour la première fois les propriétés analgésiques et anesthésiques de cet agent.

Cette même année paraissait un travail de Demarle sur la Coca du Pérou, où il indique certaines propriétés attribuées par lui à l'alcaloïde contenu dans la Coca.

En 1868, Moréno y Maïs concluait de ses expériences sur l'acétate de cocaïne en injections hypodermiques chez les animaux, que ce sel détermine des convulsions tétaniques spontanées et se répétant à la moindre excitation, puis la mort des animaux. A peu près à la même époque Lippmann n'a pas constaté de phénomènes anesthésiques. En 1870 paraît la thèse de Gazeau sur la Coca. Il n'y est pas question de son alcaloïde.

Bien que le Dr Fauvel employât journellement les solutions aqueuses contre les douleurs de l'angine granuleuse, ce n'est qu'en 1877 que le Dr Scaglia (1) appela l'attention sur ce mode de traitement.

Plus tard, 1880, Von Areso (2) donne le résultat de ses recherches physiologiques sur la cocaïne : double ac-

(1) SCAGLIA. La Coca et ses applications thérapeutiques. (*Gaz. des Hôp.* des 10 et 12 mai 1877.)

(2) VON ARESO. *Pflüger's Arch f. d. ges. Phys.* Bd. 21.

tion sur les extrémités nerveuses et sur le système nerveux central.

A peu de temps de là, le Dr du Cazal rappelait à la Société médicale des hôpitaux (12 novembre 1881) les propriétés analgésiques de la cocaïne dans la laryngite tuberculeuse.

L'année suivante, en 1882, le Dr Coupard (1), recommande la macération de feuilles de Coca pour badigeonner les ulcérations tuberculeuses de la phtisie laryngée, et pour faire disparaître les douleurs causées par les inflammations chroniques et subaiguës du pharynx.

En 1882 des expériences furent tentées par les docteurs Rondeau et Gley. Ils donnent comme résultats d'expériences faites sur les grenouilles, les cobayes, et les lapins, des phénomènes d'analgésie généralisée et une sorte d'état épileptoïde.

Tous ces travaux n'avaient pas abouti. Enfin c'est le 17 octobre 1884 que Koller faisait connaître à la Société de médecine de Vienne l'action anesthésique de la cocaïne sur la muqueuse conjonctivale et faisait entrer définitivement dans le domaine thérapeutique une substance que l'on connaissait depuis longtemps, mais que l'on ne savait pas encore utiliser.

Cette nouvelle éveille la curiosité générale : de tous côtés surgissent des travaux, Reus, Kœnigstein, Gellink, Schrotter, Knapp, etc., se hâtent de donner le résultat de leurs recherches.

En France, l'enthousiasme ne fut ni moins grand, ni moins rapide. Parmi les premiers expérimentateurs, les

(1) Coupard. *Trib. méd.*, n° 732, 27 octobre 1888.

professeurs Panas et Vulpian, et les Drs Dujardin-Beaumetz et Terrier, etc., font part du résultat de leurs recherches à l'Académie des sciences et à l'Académie de médecine, et confirment ce qu'avait annoncé Koller.

Enfin Jolyet, Laborde, Franck, Grasset viennent augmenter le dossier de la cocaïne.

Sans rappeler ici tous les essais qui ont été faits sur la cocaïne, citons cependant les noms de MM. Deneffe, L. Howe, Charpentier, Abadie, Meyer, Trousseau, Dehenne, de Wecker, Doléris, David, Vassaux, Baratoux, Aysaguer, etc., etc., dont la plupart ont étudié cette question au point de vue de la thérapeutique oculaire, obstétricale, dentaire et du larynx.

Citons enfin les thèses de Rigolet, Labry, Colombe, Compain et H. Nègre, soutenues en 1885, et où les auteurs étudient les propriétés physiologiques et les diverses applications thérapeutiques de la cocaïne.

En 1886 le Dr Paillasson (1) fait paraître un travail sur les différents anesthésiques employés en chirurgie dentaire, et consacre quelques pages à l'étude de la cocaïne.

Enfin la thèse de Duchesne et celle de Delbosc sont les travaux les plus récents sur la cocaïne avec les nombreux articles publiés tous les jours dans les journaux. Citons entre autres ceux de Lépine (2), ceux de Reclus et Isch-Wall (3).

(1) PAILLASSON. *Sur les principaux anesthésiques employés dans la chirurgie dentaire.* Th. de Lyon, 1886.

(2) Des accidents aigus d'intoxication par la cocaïne. (*Sem. méd.*, 22 mai 1889.)

(3) *Revue de chirurgie*, 10 février 1889.

A qui revient le mérite d'avoir le premier employé la cocaïne en injections sous-gingivales ? Nos recherches sur ce sujet, ne nous ont fourni rien de précis. Le premier qui semble l'avoir utilisée est Barker (de Brocklyn).

Dans le « *New-York med. Journal* » du 6 décembre 1884, le Dr R. Hall déclare qu'à la suite d'une injection à 4 0/0 à travers la muqueuse buccale, les opérations les plus douloureuses peuvent être pratiquées sans provoquer aucune souffrance, mais il n'y est pas question d'extraction dentaire. Dans « *The London medical Record* » du 15 mars 1885, nous trouvons relaté un cas d'empoisonnement à la suite d'une injection de 2 gouttes de cocaïne à 20 0/0 pour une extraction dentaire.

Beaucoup d'observations et de travaux ont été publiés par divers dentistes sur l'emploi de la cocaïne. Mais nous croyons devoir passer sous silence ces nombreuses brochures-réclames que tout le monde trouve de temps en temps chez son concierge.

Le Dr Andina publie un article dans la Revue de la Suisse Romande du 15 juillet 1886 sur l'emploi du chlorhydrate de cocaïne dans les extractions dentaires, mais il ne décrit pas son mode opératoire et ne cite pas d'observations à l'appui de ses assertions. Le premier qui ait donné des règles précises sur l'emploi de la cocaïne est le Dr Cruet, qui dans la séance du 20 mai 1889 faisait à la Société de stomatologie (1), une communication sur l'emploi de la cocaïne dans les extractions dentaires, où il dé-

(1) Comptes rendus de la Société de stomatologie (*Journal des connais. méd.*, nos 49-50, décembre 1889).

crit son procédé opératoire, où il fait part des faits cliniques nombreux qu'il a observés, et des bons résultats qu'il a obtenus par l'usage du chlorhydrate de cocaïne.

Notre procédé opératoire est presque identique à celui qu'il décrit. Il va faire l'objet du chapitre suivant.

MODE OPÉRATOIRE

La substance que j'emploie, celle que j'ai toujours employée, est le chlorhydrate de cocaïne chimiquement pur.

Je me servais au début d'une solution au 1/6e préparée à l'avance. Le seul avantage était la rapidité ; mais plusieurs inconvénients m'ont fait abandonner ce procédé, et je n'emploie aujourd'hui que des solutions fraîches que je fais moi-même au moment de l'injection.

La seringue dont je fais usage, est celle de Pravaz, dite seringue à ailettes. Ces ailettes au nombre de deux sont soudées au corps de pompe, à l'extrémité opposée à l'aiguille. Elles permettent de retenir la seringue avec deux doigts lorsque le pouce presse sur le piston.

A l'autre extrémité du corps de pompe, viennent s'adapter des aiguilles en acier, fines, droites ou recourbées, dont j'ai toujours un certain nombre, pour ne pas être pris au dépourvu, s'il s'en casse une. Il est bon aussi d'avoir deux seringues à sa disposition.

Il serait superflu d'ajouter que le piston doit bien fonctionner, se mouvoir aisément, sans que la solution puisse refluer et que l'ajustement des aiguilles doit être assez parfait pour que le liquide ne puisse pas s'échapper dans les plus grandes pressions.

Avant de m'en servir, ma seringue est toujours rendue aussi aseptique que possible. Pour cela, je me sers de la solution suivante :

Alcool à 90°.... un litre
Sublimé corrosif. 4 gr.

J'aspire par l'aiguille une seringue de liquide, puis je vide le contenu. Cette manœuvre, faite plusieurs fois, me permet de juger le bon fonctionnement de la seringue.

Ceci fait, je prépare ma solution : J'ai à ma disposition plusieurs paquets de chlorhydrate de cocaïne de 0 gr. 05 centigrammes chaque. Je n'injecte jamais davantage, bien que j'aie souvent dépassé cette dose au début.

Le liquide que j'emploie pour faire ma solution est l'eau pure récemment bouillie, et par conséquent stérilisée. Je ne crois pas que les solutions phéniquée (méthode de Telchow), boriquée ou salicylée au 50°, puissent avoir d'avantages. L'eau bouillie remplit toutes les indications désirables. Je ne vois pas non plus l'utilité de joindre à la solution d'autres substances : morphine, antipyrine, etc., qui n'augmentent en rien, comme on l'a prétendu, l'action anesthésiante de la cocaïne, et ne font que compliquer le procédé opératoire.

J'aspire une seringue d'eau stérilisée et je vide celle-ci dans une cupule où j'ai préalablement introduit 0,05 centigrammes de sel qui se dissout immédiatement, puis je remplis de nouveau la seringue de la solution obtenue. Tout cela est rapidement fait.

Nous avons donc, d'un côté, une seringue fonctionnant bien, propre, munie d'une aiguille qu'on peut, sans inconvénients, introduire dans les tissus, de l'autre, une solution de chlorhydrate de cocaïne dans l'eau bouillie, et, par conséquent, stérilisée.

Disons tout de suite que l'asepsie de la seringue, ainsi que celle de la solution à injecter, nous semble jouer un grand rôle dans les suites de l'opération. Nous sommes persuadé qu'un grand nombre des accidents consécutifs (retard de cicatrisation, élimination d'esquilles, œdème, adénites, abcès, phlegmons, etc.), mis sur le compte de la cocaïne, ne sont en somme imputables qu'à un défaut d'antisepsie de la part des opérateurs.

Le moment de l'injection est venu : pour cela, nous faisons, d'une manière générale, et indépendamment des conditions particulières, dans la gencive et au lieu d'élection, à une petite distance du bord gingival, une ou plusieurs piqûres.

Ces piqûres sont en général assez désagréables, sinon douloureuses. Pour éviter cet inconvénient, après avoir préalablement fait plusieurs fois laver la bouche à notre patient avec de l'eau boriquée, nous plaçons à l'endroit de la piqûre un petit tampon d'ouate imbibé d'une solution de chlorhydrate de cocaïne au 1/6e.

Par ce procédé nous avons presque toujours eu une anesthésie suffisante de la gencive. Cela du reste ne prolonge en rien l'opération. Le temps passé à la préparation de la solution, et à la désinfection de la seringue, suffit pour produire une anesthésie gingivale suffisante.

Le Dr Cruet conseille de comprimer la gencive et de faire l'injection dans la partie voisine du doigt, rendue exsangue par la pression. Mais ce procédé, très infidèle du reste, n'est pas toujours pratique, surtout au niveau des molaires.

La piqûre assez facile sur la face externe ou le tissu sous-muqueux et relativement lâche, devient très difficile sur la face interne surtout à la mâchoire inférieure, en raison du peu d'épaisseur du tissu mou qui recouvre l'alvéole et à la mâchoire supérieure à cause de la résistance de la gencive à se laisser pénétrer par le liquide.

A la mâchoire inférieure et en dedans notamment, il arrive fréquemment que l'aiguille s'émousse, mais c'est une affaire d'habitude et de dextérité.

Pour les dents de sagesse, la difficulté est très grande, et souvent le liquide s'échappe, d'où une sensation d'étouffement et d'angoisse fort pénible pour le patient.

Nous faisons en général deux piqûres, une externe, une interne, quelquefois trois, rarement quatre. En cas d'abcès, de gonflement, de kyste, nous croyons qu'il est bon d'en faire plusieurs autour de la dent.

La condition indispensable à remplir pour obtenir l'anesthésie, c'est que le liquide pénètre bien dans l'intérieur du tissu gingival et soit absorbé. Il n'en serait plus de même, on le comprend, si le liquide se répandait dans une cavité d'abcès ou de kyste, ou ressortait en partie par une fistule, ce qui arrive fréquemment.

Il est bon, après avoir retiré la seringue, de comprimer un peu la gencive avec le doigt pendant quelques secondes, pour éviter au liquide ou au sang de s'écouler. Quand il y a une fistule nous plaçons toujours à son niveau un petit tampon de coton hydrophile pour éviter l'écoulement du liquide dans la bouche.

Notre piqûre est faite, il nous reste à parler de l'injection proprement dite.

Nous avons à notre disposition 0,05 centigrammes de sel et la quantité, relativement grande, de liquide nous permet de graduer plus facilement celle que nous voulons introduire dans la gencive.

Peut-être du reste la pression exercée sur les tissus par le liquide injecté n'est-elle pas sans contribuer un peu à l'effet anesthésique si d'ailleurs elle rend l'injection un peu plus pénible. L'observation en a été faite par les Drs Chouppe et Laffont.

Notre seringue contenant toujours 5 centigr. de cocaïne et étant divisée en 20 parties égales, un centigr. de sel correspond donc à 4 divisions du piston. Il nous est dès lors facile de doser notre injection car si nous avons à notre disposition 5 centigr. de chlorhydrate, cela ne veut pas dire que nous les utilisions toujours. Ceci nous amène à parler des doses.

La dose que nous injectons en général varie de 2 à 5 centigr. suivant les cas. Celle-ci ne doit jamais être dépassée, mais peut être très bien tolérée. Le Dr Reclus emploie journellement dans les opérations de petite chirurgie des doses beaucoup plus fortes, jusqu'à 10 et 15 centigr. et sans trop d'inconvénients jusqu'ici.

La dose doit varier selon les conditions locales, en ce qui concerne la dent, et générales en ce qui concerne le patient. Pour une dent mobile, sans périostite aiguë, sans abcès, une petite dose suffira. Au contraire, si la dent est solidement implantée, une dose plus forte sera nécessaire, sans qu'on doive jamais perdre de vue les conditions générales du sujet.

D'une façon générale, avec 2 centigr. on obtient une anesthésie suffisante pour les chicots faciles à enlever, les dents mobilisées par l'ostéo-périostite. Pour les cas ordinaires chez un adulte sain, de poids moyen, la dose variera de 3 à 4 centigr. Les 5 centigr. seront réservés aux individus fortement constitués, vigoureux et pour les cas difficiles.

Il est toutefois certaines conditions d'âge et de santé dans lesquelles l'emploi du médicament doit se faire avec beaucoup de prudence et de réserve. Chez les enfants et les vieillards il est bon de ne pas dépasser 3 centigr. qui suffisent en général, car chez ceux-ci les extractions sont généralement faciles. Chez certains jeunes gens pâles, anémiques, fatigués souvent par leurs études, et chez lesquels on devine facilement une tendance à la syncope il est bon de ne pas dépasser cette dose.

Chez les femmes nerveuses et hystériques, celle-ci suffit encore largement, car au lieu d'être un obstacle, l'hystérie vient en aide pour produire l'anesthésie.

Je n'ai pas besoin de dire que chez les individus malades, atteints d'affections du cœur, chez les asthmatiques, les emphysémateux, chez ceux atteints d'affections chroniques ou de cachexies ayant amené une notable déperdition des forces, la plus grande prudence sera de rigueur. Mais même dans ces cas, on pourra encore faire usage de la cocaïne, en allant jusqu'à 3 centigr., mais en tâtant chaque fois le terrain, c'est-à-dire en commençant par la dose minime de 1 ou même un demi-centigr. et en attendant l'effet produit avant de faire la nouvelle injection. Je crois qu'on évitera ainsi, sinon tous les ennuis, au moins les accidents graves.

L'injection terminée, nous attendons en général 5 minutes avant de pratiquer l'extraction. Ce temps est plus que suffisant pour amener la résorption totale du liquide, mais toutefois la gencive n'est pas toujours encore absolument insensible, après ce laps de temps, et nous avons dû plusieurs fois attendre 10 minutes et plus pour avoir une anesthésie complète.

Pendant cette attente, nous procédons à la désinfection des instruments nécessaires à l'opération. Nous les passons toujours, comme la seringue, dans une solution de sublimé à 4 pour mille d'alcool. Avant l'extraction on peut ou non déchausser la dent ou les racines à extraire, suivant les indications. Cette petite opération préliminaire, est d'ailleurs complètement indolore.

Notre injection est faite, nous allons extraire la dent ; mais soit pendant l'attente, soit au moment de l'extraction, soit après, il nous faut examiner ce qui se passe du côté du sujet. Cette étude à laquelle nous adjoindrons nos observations nous amène à parler des faits cliniques.

OBSERVATIONS. — FAITS CLINIQUES

Nous avons pratiqué 125 fois des injections cocaïniques sous-gingivales pour avulsions dentaires. Nous ne pensons pas devoir donner ici nos observations en détail. Nous avons cru plus judicieux et plus utile de les résumer et de les présenter dans un tableau d'ensemble où l'on puisse aisément juger et comparer le rôle du sexe et du sujet, l'importance de la dose injectée, le résultat obtenu et les symptômes observés.

NUMÉROS D'ORDRE	NOMS DES SUJETS ÉTAT PHYSIOLOGIQUE	AGE	SEXE	DIAGNOSTIC OPÉRATION	DOSE INJECTÉE	RÉSULTAT	OBSERVATIONS
1	M. Très nerveuse.	16	F.	Anom. de direct. Les 4 prem. gr. mol. doiv. être enlevées. 6 Hg.	0,03	L'opération n'a pas eu lieu.	Accid. nerv. Pleurs, cris, contraction des membres, etc. Légère attaque d'hystérie. Ne veut pas ouvrir la bouche. Huit jours après les mêmes accidents se reproduisent sans cocaïne.
2	E. B. Bandagiste.	14	F.	Id. 6 Bg.	0,06	Complet.	Pas la moindre réaction.
2 *bis*	id.	—	—	6 Hd.	0,06	Id.	Opération pratiquée 10 jours après la première et avec le même succès.
3	R. Van der, Nerveuse.	24	F.	6 Hg. Périostite aiguë.	0,04	Id.	Sensation de bien-être général. Besoin de sommeil. Faiblesse des jambes. Pâleur, pouls, 120. Pupilles dilatées. Peau froide. Légère ivresse. Part de notre cabinet 1/4 d'heure après l'extraction, très bien. Revue le lendemain : la nuit a été agitée et sans sommeil.
4	L.	27	F.	6 Bg. Débris de rac. post. périost. chron.	0,032	Presq. complet.	Légère anesthésie de la langue.
5	M. Très nerveuse.	26	F.	8 Bg. Accid. d'éruption.	0,035	L'opération n'a pas lieu.	Anesthésie de la langue. Malaise général à la vue de l'instrument. Larmes, sanglots. Attaque d'hystérie légère. Yeux convulsés. Pupilles contractées. Jambes paralysées et insensibles. Pouls, 116. Respiration forte avec contraction et dilatation alternatives des narines. Part 1/4 d'heure après, dans un état de légère ivresse. Revue 3 jours après, elle nous dit avoir été agacée toute la journée, et très mal à l'aise. Je fais une piqûre avec la seringue sans rien injecter. Mme M. est reprise des mêmes accidents nerveux, et dans la journée elle a été beaucoup plus malade que lors de l'injection de cocaïne.
6	J F. Lycéen.	17	M.	6 Hg. Périost. aiguë.	0,025	Relatif.	Légère anesthésie de la langue et de la joue. L'opération très difficile a duré 20 minutes, l'anesthésie a été complète pendant 1/4 d'heure.

NUMÉROS D'ORDRE	NOMS DES SUJETS ÉTAT PHYSIOLOGIQUE	AGE	SEXE	DIAGNOSTIC OPÉRATION	DOSE INJECTÉE	RÉSULTAT	OBSERVATIONS
7	C. C. Peintre. Anémique, chétive, nerveuse.	20	F.	6 Hd. Les 4 prem. gr. mol. doiv. être enlevées.	0,018	Relatif	Pesanteur et empâtement au niveau de la dent. Revue 25 jours après, Mlle C. nous dit avoir eu le lendemain une fluxion qui a duré 3 jours. L'opération avait été laborieuse et avait nécessité des manœuvres avec les leviers pendant 1/4 d'heure.
8	E. R.	12	F.	5 Hgt. Anom. de direct. des canines sup.	0,018	Complet.	Ne s'est pas aperçue de l'extraction. Pas de symptômes locaux.
9	A. C. Garçon de salle.	27	M.	6 Hg. Périost. aiguë, abcès datant de 3 j.	0,027	A peu près complet.	Langue et lèvres légèrement engourdies.
10	J. B.	14	F.	6 Bd. Pér. chron., fistule, abcès fréq.	0,027	Id.	
11	V. L.	17	F.	6 Bd. Pér. chron., fistule.	0,035	Complet.	Empâtement de la langue et de la joue. Léger étourdissement. Mal à la tête. Jambes faibles et tremblantes. Pas d'hémorrhagie.
12	J. G.	15 1/2	F.	5 Hg.	0,081	A peu près complet.	Léger étourdissement.
12 *bis*	id.	—	—	5 Hd. Pér. chron., fistule.	0,015	Id.	Cette 2e injection a lieu 20 minutes après la précédente. Empâtement de la gencive et de la langue. L'extraction a lieu après 9 minutes d'attente, la préhension de la dent étant doulour. au bout de 5.
13	J. J. Faible, très souvent malade.	10	F.	6 Bg. Périostite aiguë.	0,015	Nul.	Gencive insensible. Extraction très doulour. après 9 min. d'attente.
14	L. L. Très nerveux, héréditaire.	11 1/2	M.	6 Hg. Pulpo-périost., éruption vicieuse des canines. Les 4 prem. gr. mol. doivent être enlevées.	0,025	Id.	Engourdissement de la joue. La gencive est insensible. Mais l'extraction est difficile par divergence des racines, et très doulour. Une extraction antér. a été très doulour.
15	R. C.	21	F.	6 Hg.	0,05	Complet.	Excitation. Très loquace. Agitation des mains. Œil brillant. Pupilles contractées. Extraction de 2 Hg. sans cocaïne 1/2 heure après la précédente, insensible ainsi qu'une extraction qui a eu lieu antérieurement.
16	T. B. Forgeron	20	M.	5 Hg. Rac. périost. aig. Flux. sans abcès.	0,045	Nul.	Anesthésie de la gencive. Préhension de la dent insensible, mais l'extraction est très doulour. ainsi qu'une pratiquée autrefois.
17	E. G. Couturière.	16	F.	5 Hg. Débris de racine.	0,045	Relatif.	Léger empâtement de la langue, des lèvres et de la joue. Tête et bras engourdis. Une extraction antér. très doulour.
18	J. M. Mouleuse.	18	F.	6 Hg. Débris de rac. séparées.	0,025	A peu près complet.	Engourdissement de la langue, des lèvres, de la joue, s'étendant jusqu'à la région temporale. Tête lourde. Tremblement des jambes pendant 1/4 d'heure.
19	D. S. Menuisier.	47	M.	7 Bg. Débris de racines.	0,063	Complet.	Sensation de boule au niveau de la dent. Extraction très pénible, à l'élévatoire (hypertrophie du cément) qui a duré 40 minutes, l'anesthésie a été complète pendant 25 minutes.
20	G. Un peu nerveuse	22	F.	8 Hg. Pulpite avec otalgie.	0,045	Relatif.	Fourmillement dans les mains et les jambes. Revue, elle nous dit avoir eu une hémorrhagie peu abondante pendant 7 heures.
21	P.	28	M.	6 Bg.	0,045	A peu près complet.	Léger empâtement de la langue.
22	C. Serrurier.	19	M.	5 Bg. Pulpite aiguë.	0,04	Id.	Sensation de vide au niveau de la dent.
23	P. R. Domestique.	35	F.	3 Hd. Racine, périost. chroniq., abcès.	0,035	Complet.	
24	G. Commissionnaire. Intox. alcool.	50	M.	6 Hd. Périost. subaiguë.	0,063	Id.	5 minutes après l'injection, bourdonnement subit de l'oreille qui dure une minute. Extractions antér. très doulour.
25	D. journalier. Alcool. tubercul. athér. cardiaq. palpitat. fréq.	49	M.	6 Bd. Pulpite aiguë	0,04	Id.	Empâtement de la bouche. Extraction antér. très doulour.
26	A. C. Teinturier.	16	M.	7 Bg. Pulpo-périost.	0,08	Id.	Langue pâteuse, semble très volumineuse. Pâleur extrême. Tremblement des jambes. Une extraction antér. fut très doulour.
27	E. S. Mécanicien	16 1/2	M.	6 Hd. Pér. chron. fongosités.	0,03	Relatif.	L'opération a duré 20 minutes. L'anesthésie complète au début, avait disparu après 12 minutes. Une extraction antér. a été très doulour.

NUMÉROS D'ORDRE	NOMS DES SUJETS ÉTAT PHYSIOLOGIQUE	AGE	SEXE	DIAGNOSTIC OPÉRATION	DOSE INJECTÉE	RÉSULTAT	OBSERVATIONS
28	H. M. Fondeur. Très pâle et anémié.	19	M.	6 Bg. Périost. subaiguë.	0,063	Id.	Langue pâteuse. Sueurs profuses. Loquacité.
29	P. G.	29	M.	7 Bd. Périost. aiguë.	0,055	Relatif.	Empâtement de la langue. L'extraction est moins doulour. qu'une antérieure.
30	J. A. Drapier.	18	M.	5 Hd.	0,055	A peu près complet.	Une extraction antér. a été très doulour.
30 *bis* (voy. 34).	Id.	—	—	5 Hg.	0,018	Id.	La 2e injection a été faite 10 minutes après la 1re extraction.
31	B. P.	26	F.	5 Hg. Pér. chron. fongosités.	0,045		Après 4 minutes, tremblem. génér., larmes, agitation. Ne peut pas parler. Après 6 minutes, tremblem. dans les jambes surtout. Bouche et jambes engourdies. Pesanteur de la tête. Vertige. Contraction de l'iris. Après 10 minutes, contraction des mains. Respiration agitée. Fourmillements et picotements des extrémités. Faiblesse des jambes. Vague état d'ébriété. Part très bien au bout de 25 minutes.
32	E. P.	16	M.	6 Bg. Périost. subaiguë.	0,055	Complet.	
33 (voy. 40).	G. C. Peintre, anémié, néphrite saturn.	28	M.	3 Bd. Anom. de direct. gingiv. par comp.	0,055	A peu près complet.	Revu. Rien de particulier.
34	J. A. Drapier.	18	M.	6 Bd. périost. intermittente.	0,072	Complet.	Léger picotement dans la bouche. Vague sensation d'ébriété avec tremblement général.
35 (voy. 39 et 59).	J. F. Pharmacien	27	F.	7 Bd. Périost. subaiguë, fistule.	0,056	Complet.	Langue pâteuse avec sensat. de boule. Tremblem. des extrémités qui devient général. Refroidissement des extrémités. Moiteur froide. 10 minutes après l'injection bien-être général. Vague ébriété et légère somnolence. Érection et désirs vénériens.
35 *bis*	Id.	—	—	6 Hd. Pér. chroniq., fistule.	0,048	A peu près complet.	Pas de symptômes locaux. Léger voile devant les yeux. Injection faite 20 minutes après la 1re extraction. Part très bien et n'éprouve qu'un peu de faiblesse des jambes. N'a rien éprouvé de particulier dans la journée. Plusieurs extract. antér. ont été très doul.
36	C. P. Dessinateur, anémique	17	M.	7 Bg. Pulpite.	0,06	Complet.	Langue morte. Extraction de 6 Hd. 1/4 d'heure après sans cocaïne est peu doulour. ainsi qu'une antér. presque insensible.
37	J. O.	18	M.	6 Hd. Pulpite.	0,055	Relatif.	Extractions antérieures très doulour.
38	J. S.	10 1/2	F.	6 Bg.	0,045	Complet.	
38 *bis*	Id.	—	—	6 Hg.	0,045	Id.	25 minutes après la précédente. J'enlève aussi 4 Hgt. sans cocaïne presque sans douleur.
39 (voy. 35 et 59)	J. F. Pharmacien	27	M.	6 Bg. Racines, périost. chroniq.	0,048	Complet.	Langue pâteuse et sans consistance, réfrigération des mains avec transpiration, trépidation générale. Dilatation pupillaire avec regard vague et inquiet. L'extraction de 7 Bg. sans cocaïne est très doulour.
40 (voy. 33)	G. C. Peintre	28	M.	3 Bg. Gingiv. par compres. redressement.	0,045	Id.	Sueurs froides à la tête et aux extrémités. Estomac creux (à jeun); la veille, nous dit-il, a fait la noce et il était ivre.
41	P. B.	75	M.	7 Bd. Périost chroniq., fongosités, adhérences.	0,035	Id.	Empâtement de la gencive. Estomac creux (à jeun). Extrations antér. très doulour.
42	O. M.	29	M.	8 Bd. Accid. d'éruption depuis 3 semaines, fistule cutanée à la joue.	0,04	Id.	Langue légèrement pâteuse.
43 (voy. 50)	C. D. Nerveuse	15	F.	6 Hg. Débris de rac. périost. fréq.	0,055	Id.	Anesthésie de la langue. Anéantissement général. Contraction pupil. Refroidissement des extrémités. Angoise précordiale et sensation d'étouffement. 10 minutes après l'extract. de 7 Bg. sans cocaïne est très doulour. 25 minutes après la précédente.
43 *bis*	Id.	—	—	5 Bd.	0,045	Id.	Les mêmes accid. se reproduisent mais très atténués. Extraction de 4 Bg. après injection d'eau phéniquée sans cocaïne. Douleur très vive, mais pas de symptômes généraux.

NUMÉROS D'ORDRE	NOMS DES SUJETS ÉTAT PHYSIOLOGIQUE	AGE	SEXE	DIAGNOSTIC OPÉRATION	DOSE INJECTÉE	RÉSULTAT	OBSERVATIONS
44	A. T. Très nerveux. Epileptique.	19	M.	6 Hd. Racines périost. Subaiguë	0,05	Complet.	Pas de réaction. 10 minutes après l'extraction sans cocaïne de 6 Hg. est très doulour.
45	B. G. Nerveux.	6 1/2	M.	3 Bg. t. Pr. redressement des incis. définit.	0.035	Nul.	L'extract. de 3 Bdt. sans coc. est aussi très doulour.
46	A. L.	13 1/2	M.	3 Hd. Les 4 canines doivent être enlevées pour redress.	0.055	Complet.	Lèvre engourdie.
46 *bis*	Id.	—	—	3 Bd.	0.045	A peu près complet.	Dix minutes après l'extr. antérieure. Langue et lèvre légèr. engourdies. Tremblement dans les jambes.
47	B. V. Couturière. Nerveuse.	22	F.	4 Hg. Périost. subaiguë	0.055	Complet.	4 minutes après l'injection, suppression de la sécrétion salivaire. Refroidissement des mains, sueurs profuses. Grande émotion. Pleurs. Anéantissement et trépidation générale. Jambes paralysées. Angoisse précordiale. Pouls accéléré. La sécrétion salivaire, reparue, est de nouveau supprimée 12 minutes après. Mme V. part très bien, mais fatiguée. Les règles ont cessé la veille, Mme V. est toujours très nerveuse à ce moment-là.
48	F. R. Infirmière. Nerveuse.	25	F.	4 Hd. et 5 Hd. Périost. chroniq., abcès.	0.045	Id.	
49	J. M. Pelletier. Efféminé.	16	M.	5 Bd. Pér. chron., fistule.	0.045	A peu près complet.	Fourmillements dans la langue qui est comme électrisée. Vive émotion. Larmes. Dilatat. pupil. Abrutissement et air idiot.
50 (voyez 43)	C. D.	15	F.	5 Hg.	0,045	Relatif.	Ivresse. Anéantissement. Vertiges. Angoisse précordiale. Contractions des membres supér. Yeux convulsés. Ne répond pas aux questions. Mains froides. Pâleur. Sueurs froides.
50 *bis*	id.	—	—	7 Hg.	0,045	A peu près complet.	1/4 d'heure après l'extraction précédende. Les accidents précédents n'ont pas reparu. A peine si on constate un léger tremblement général.
51	L. D. Très faible.	32	M.	4 Bg. Périost. aiguë.	0,05	Nul.	Agitation. Poitrine serrée, angoisse précordiale. Sueurs froides. Tête lourde, étourdissement, envie de vomir, nausées. Compare son état à celui qu'on éprouve après avoir fumé un cigare fort mais très bon.
52	E. R.	33	F.	6 Bd. Périost. subaiguë	0.06	A peu près complet.	Légère paralysie de la langue. Il y a 2 mois environ un petit tampon de coton imbibé de la même solution au 1/6e et placé dans la cavité de la dent, avait déterminé des accidents généraux (paralysie de la langue et des joues, agitation, émotion, éblouissement, étourdissement). Une extraction antér. a été très doulour.
53	G. O. Tailleur de pierre	25	M.	7 Bg. Pulpite aiguë.	0,025	Complet.	Joue légèrement enflée. C'est notre première injection avec une solution extemporanée. Les extractions suivantes sont toutes faites par ce procédé.
54 (voy. 46).	A. L.	13 1/2	M.	3 Bg. Redressement p. anom. de direction.	0,05	A peu près complet.	Engourdissement de la langue, de la joue et du nez.
54 *bis*	Id.	—	—	3 Hg.	0,04	Relatif.	20 minutes après la précédente.
55	A. B. Apprêteur sr étoffes	28	M.	4 Bg. Pulpite aiguë.	0,05	Complet.	Bouche et langue enflées. Sueurs froides et profuses. Regard égaré et inquiet.
56	M. D. Modiste nerveuse.	27	F.	8 Bd. Pulpite aiguë, otalgie, adénite.	0,025	A peu près complet.	Après l'extraction, vive émotion, pleurs. Tremblement des membres infér.
57	L. R. Journalier.	45	M.	3 Hg. et 4 Hg. Racines.	0,05	Complet.	Tremblem. génér. ; est comme électrisé. Langue lourde et pâteuse. Gosier sec (suppression de salive).
58	A. B. Menuisier. Très nerv. emporté.	48	M.	5 Bg.	0.05	Complet.	Après 8 min : Respir. très agitée. Refroidissement général. Sueurs froides profuses. Pouls, 112, petit, filiforme. Conjonctives exsangues. Pupilles contractées. Tremblem. génér. Diminution de la force musculaire. Angoisse précordiale. Envie de vomir, nausées. Après 13 min. : Excitation des bras et des mains, besoin de serrer. Paralysie de la pituitaire. Après 15 min. : va mieux et parle. Après 20 min. : Dégitation. Battement de cœur. Part au bout d'une 1/2 heure. Bien, mais les jambes sont faibles.

NUMÉROS D'ORDRE	NOMS DES SUJETS ÉTAT PHYSIOLOGIQUE	AGE	SEXE	DIAGNOSTIC OPÉRATION	DOSE INJECTÉE	RÉSULTAT	OBSERVATIONS
59 (voy. 35 et 39).	J. F. Pharmacien.	27	M.	4 Hd. Débris de rac.	0,05	Complet.	Anesthésie de la gencive, pas de sympt. généraux.
60	Baron J. Officierde cavalerie, très nerveux.	34	M.	4 Hd. Périost., abcès.	0,095	Id.	Empâtement de la région. Agitation. Tremblement génér. Tête lourde. Légère somnolence, léger état d'ivresse. J'ai fait deux injections, la 1re (0,05) s'étant répandue dans la bouche par la fistule externe.
61	B. P. Peintre.	29	F.	6 Bd. Pér. chron. fist.	0,05	A peu près complet.	Empâtement de la joue.
62	J. M.	22	F.	5 Bg. Racine pér. chron.	0,05	Id.	L'extraction sans coc. de 5 Bd. est très doulour. ainsi qu'une extraction faite précédemment.
63	V. H. Cuisinière.	26	F.	5 Bg., 6 Bg., 7 Bg. Débris de racines.	0,07	Complet.	Plusieurs extract. antér. ont été très doulour.
64	J. V. Cultivateur.	24	F.	4 Hg. pér. chron.	0,05	Id.	Empâtem. léger de la lèvre.
64 *bis*	Id.	—	—	8 Bg.	0,035	Id.	Empâtem. léger de la langue.
65	L. S. Docteur en méd.	62	M.	8 Bd. Pulp. aiguë.	0,015	A peu près complet.	
66	M. R. Très nerv. hystér. crises fréquentes, enceinte de 2 mois.	22	F.	3 Hd. Pér. chron.	0,03	Presque nul.	Lèvre enflée. Extract. antér. doulour.
66 *bis*	Id.	—	—	3 Hy. Pér. chron.	0,03	Relatif.	10 minutes après la 1re extraction. Pleurs. Tremblem. génér. Légère attaque d'hystérie. Contracture, agitation. Respirat. violente, étouffement. Refroidissement des extrémités. Douleur dans le ventre et les reins. Revue 3 jours après, elle a été malade toute la journée, a eu mal à la tete, n'a pas pu manger et est restée au lit.
67	F. Représentant de commerce.	43	M.	6 Bg. Pulpite aiguë	0,03	Id.	Extract. antér. très doulour. 2 Hg. est enlevée sans cocaïne et sans douleur.

NUMÉROS D'ORDRE	NOMS DES SUJETS ÉTAT PHYSIOLOGIQUE	AGE	SEXE	DIAGNOSTIC OPÉRATION	DOSE INJECTÉE	RÉSULTAT	OBSERVATIONS
68	A. A. Cartonnière.	31	F.	8 Bd.	0,03	Id.	Langue et joue enflées. Emotion. Tremblement général. Deux extract. antér., une insensible, une très doulour.
69	E. A. Cordonnier. Tuberculeux.	29	M.	8 Hd. Pulpite.	0,025	A peu près complet.	Une extract. antér. très doulour.
70 (voy. 73).	A. L. Tonnelier.	33	M.	6 Bd. Racines.	0,05	Presque nul.	Revu 7 jours après. Hémorrhagie légère toute la journée. A souffert et souffre depuis. Alvéole purulent. J'enlève 3 esquilles de la paroi alvéolaire. Une extract. antér. a été très doulour.
71	M. D. Infirmière.	36	F.	5 Hg. Pulpo-péroist Réimplantation.	0,03	Complet.	Empâtement de la région. La dent est obturée avec drainage et remise en place, 12 minutes après l'extraction. Revue 4 mois après, la dent est consolidée et va très bien.
72	W.	41	F.	8 Bg. Débris de rac.	0,005	Id.	
72 *bis*	Id.	—	—	6 Hd. Débris de rac.	0,02	Id.	
72 *ter*	Id.	—	—	8 Hd. Débris de racine.	0,015	Id.	Les piqûres sont faites aussitôt après l'extraction antérieure. Joue et gencive empâtées. Léger tremblement dans les membres. Ces trois extractions ont été faites en 20 minutes.
72 *q.*	Id.	—	—	2 Hg. Racine.	0,02	A peu près complet.	1/4 d'heure après l'extract. précédente. Léger empâtem. de la lèvre et de la base du nez. Pas de symptôme génér.
73 (voy. 70).	A. L. Tonnelier.	33	M.	2 Hd. Périost. subaiguë Réimplantat.	0,03	Id.	La dent est obturée avec drainage et remise en place. Revu 4 jours après, la dent est consolidée et va bien.
74	P.C.	19	F.	5 Hd.	0,03	Complet.	Empâtement de la joue. Paralysie de la langue. Embarras de la parole. Ne répond pas aux questions. Abrutissement. Pupilles dilatées. Fourmillements dans les pieds. Tremblement et refroidissement génér.
75	L. P. Nerveuse.	26	F.	6 Hd.	0,05	Relatif.	Empâtement de la région. Nausées, refroid. des extrém. Trembl. génér. Agacement. Ne veut pas répondre. Demande qu'on la laisse tranquille. Pleurs. Sensation d'ébriété. Part très bien, 1/2 heure après l'injection.
76	A. B.	27	M.	6 Bd. Pulp.	0,05	Presque nul.	Léger empâtem. de la lèvre.

NUMÉROS D'ORDRE	NOMS DES SUJETS ÉTAT PHYSIOLOGIQUE	AGE	SEXE	DIAGNOSTIC OPÉRATION	DOSE INJECTÉE	RÉSULTAT	OBSERVATIONS
77	L. G. Très nerveuse. hystériq. crises fréquentes.	25	F.	6 Hg. Pulp. aiguë.	0.04	Complet.	7 min. après : se plaint de fatigue. Les paupières se ferment. Yeux convulsés. Nausées. Peur. Trembl. génér. Refroidis. des extrém. Paralysie des mains et des jambes. Angoisse précordiale. Étouffements. Pleurs. Très effrayée par la paralysie des extrémités. 10 min. après : Contracture des extrémités. Pouce en opposition, doigts allongés. Parole difficile, mots inarticulés. Langue pâteuse et paralysée. A peur de mourir. 1/2 heure après, se lève, parle. La contracture des mains disparait par suggestion eau froide. Très abattue. Part 40 min. après l'injection.
78	T. C. Boulanger. Très pâle. anémique. alcoolique.	35	M.	4 Hd.	0,035	Id.	Joue enflée. Légère faiblesse des jambes. Extract ant. très doul.
79	L. Nerveuse. anémiq.	23	F.	6 Hd. Périost. sub.	0.03	Relatif.	Pâleur. Tremblem. génér. Sensation de chaleur. respirat. agitée. Pupilles très dilatées. Vertiges. Contractions dans le membre supér. empâtement de la joue. Part 1/2 heure après très bien et contente.
80	E. L. Etudiant en méd.	23	M.	6 Bg. Racines.	0.04	Id.	Tête lourde. Sueurs profuses. Tremblem. des membres supér. Langue pâteuse. Palpitation. Pouls 144. Ebriété. Se trouve tout drôle. Nausées. Yeux convulsés. pupilles normales. Loquacité énorme. ne sait plus ce qu'il dit, me traite de bourreau. de sauvage et veut enlever sa dent lui-même. 1/4 d'heure après il se lève content. ne se rappelle de rien. ne sait même plus s'il a souffert. et. dit-il. veut voir la tête que vont faire les autres. Une extract. antér. a été doulour.
81	J. P. Laveur de cendres.	65	M.	8 Bg.	0.04	Complet.	Léger gonflement de la lèvre. Extraction très doul.
82	G. C. Marchand.	30	M.	8 Hd.	0.04	Relatif.	Extraction ant. très doul.
83	M. F.	38	F.	6 Hg. et 4 Hg. Racines.	0.03	Complet.	Lèvre et gencive engourdies. Trépidation générale. Revue 11 jours après. elle a été agacée toute la journée, et a souffert dans les articulations. En partant, dit-elle, elle était comme ivre. Elle souffre au niveau de l'extraction (petit séquestre.
84	C. F. Tuberculeux, cachectique.	28	M.	7 Bg. Périost. aiguë.	0,05	A peu près complet.	Pâleur extrême, Trembl. dans les membres. Sueurs profuses. Quintes de toux. Empât. de la région. Abrutissement, faiblesse génér., besoin de se coucher.
85	V. H.	13 1/2	M.	7 Bd. Pulp. pér.	0,045	A peu près complet.	Pâleur. Sueurs froides profuses. Refroidiss. des extrém., accélér. du pouls, fixité du regard. Envie de vomir. Diminution très grande de la sensibilité, aspect du plus profond abrutissement.
86	L.	34	F.	6 Hd. Pér. chroniq.	0,03	Complet.	Tournement de tête. Trépidat. génér. empâtem. de la joue. Revue 7 jours après, elle a été fatiguée toute la journée et n'a pu dormir la nuit.
87	J. D. Plumassière. Très nerveuse.	21	F.	5 Hg. Pulp. pér.	0,015	Relatif.	Trépidat. génér. Tête lourde. Troubles de la vue. Extrémités froides. Constriction de l'estomac. Pleurs. Revue 4 jours après, elle s'est mise au lit en rentrant, a dormi 4 heures, a beaucoup rêvé et parlé pendant son sommeil, puis s'est réveillée avec mal à la tête. Extract. antér. doulour.
88 (voy. 97).	A. F.	13 1/2	F.	4 Hg. Redressement.	0,04	Complet.	Léger empâtem. de la gencive.
89	M. L. Très nerveuse, hystérique.	22	F.	4 Hd et 6 Hd. Racines.	0,025	Relatif.	Accid. nerv. très légers. Emp. de la région. Tremblem. génér. Besoin de sommeil. Extract. antér. très doulour.
90	A. S. Infirmière.	29	F.	7 Bg.	0,02	A peu près complet.	Léger empât. de la gencive.
91	J. L. Nerveuse, anémiq.	17	F.	7 Bg. et 6 Bg. Pulp. aiguë	0,03	Relatif.	Empât. de la langue.
92	L. S.	17	F.	3 Hg. Anom. de direct.	0,03	Complet.	Léger tremblem. Emotion, larmes, sensation de froid. Lèvres enflées.
93	L. M.	27	F.	6 Bg. Racines.	0,03	Id.	Empât. de la région.
94	J. D. Infirmier.	19	M.	6 Bd. Pulp.	0,04	A peu près complet.	Une extraction antér. doulour.
95	J. B.	23	F.	6 Bd. Pulp.	0,04	Relatif	Nausées. Faiblesse dans les articulations. Vertige. Vomissement pendant qu'elle se gargarise. Tout disparait rapidement.
96	A. M.	51	M.	7 Hg. Pulp.	0,045	Complet.	Un peu d'empât. de la région.
97 (voy. 88)	A. F.	13 1/2	F.	4 Hd. Redress.	0,04	A peu près complet.	

NUMÉROS D'ORDRE	NOMS DES SUJETS ÉTAT PHYSIOLOGIQUE	AGE	SEXE	DIAGNOSTIC OPÉRATION	DOSE INJECTÉE	RÉSULTAT	OBSERVATIONS
98	C. F.	9 1/2	F.	3 Hgt. Redress.	0,025	Complet.	Empât. de la région. Envie de vomir. Vertige. pupilles dilatées. somnolence. pâleur. L'extraction terminée, l'enfant dort pendant 25 minutes. A son réveil elle se trouve très bien.
99 (v. 100 106)	M. N.	12 1/2	F.	6 Hd. Redres. Les 4 gr. mol. seront enlevées.	0,05	Complet.	Le soir elle prétend qu'elle devient nerveuse et agacée. Une extraction antér. au chlorure de méthyle a été doulour.
100 (v. 99 106)	Id.	—	—	6 Bg.	0,045	A peu près complet.	
101 (v. 105)	S. G.	12	F.	6 Hd. Redres. Les 4 gr. mol. seront extraites.	0,04	Complet.	
102	A. H.	9 1/2	F.	6 Bg. Redres.	0,03	Id.	
103	B. Nerveuse.	27	F.	6 Hd. Pulp.	0,05	A peu près complet.	Somnolence. Abattement. Trépidation générale. Vague ébriété. Extract. antér. doulour.
104	A. C. Docteur en méd.	27	M.	6 Hg. Pér. sub.	0,035	Complet.	
105 (voy. 101)	S. J.	12	F.	6 Hd.	0,04	A peu près Complet.	Moins insensible que précédente (v. 101).
106 (voy. 99 et 100)	M. N.	12 1/2	F.	9 Bd. Redres	0,04	Id.	Moins insensible que les précédentes à la cocaïne.
107	C. P.	24	F.	7 Bd.	0,02	Id.	15 jours avant, un dentiste a tenté l'extraction. La dent a été cassée et laissée en place. Les manœuvres opératoires ont été très doulour.
108	B. M. Et. en méd.	32	M.	7 Hg. Per.	0,05	Complet.	
109	E. A. Femme de chamb.	20	F.	6 Hd. Racines.	0,04	Complet.	Somnolence. Nausées. Fatigue générale. Larmes. Répond lentement aux questions qu'on lui pose. Une extract. antér. très doulour.
110	S. D.	33	F.	6 Hg.	0,025	Id.	Une extract. ant. doulour.
111	L. V.	12 1/2	F.	6 Hd. Pour redress.	0,025	A peu près complet.	

Une récapitulation générale de ces observations nous donne les chiffres suivants :

Opérations pratiquées	125
Hommes..........................	55
Femmes	70
Résultat complet ou à peu près.....	93
— relatif.........................	24
— nul ou presque nul........	8

Ces chiffres se passent de commentaires, et nous semblent justifier pleinement l'emploi de la cocaïne comme anesthésique dans les avulsions dentaires.

Voyons maintenant d'une façon générale les symptômes que nous avons consignés dans nos observations.

Les phénomènes locaux, constatés indépendamment de l'anesthésie qui existe toujours à un degré plus ou moins prononcé, sont : le gonflement plus ou moins considérable de la gencive dépendant de la quantité plus ou moins grande du liquide injecté et du titre de la solution. La gencive reste blanche et tendue pendant quelques secondes, puis reprend peu à peu sa consistance et son volume normaux. Au bout de une ou deux minutes une sensation de gêne, d'engourdissement, de gonflement, d'empâtement, que le malade exagère du reste en général beaucoup, envahit les régions voisines : en dehors, la lèvre, les joues, quelquefois la base du nez, et même la région temporale ; en dedans, la langue et la muqueuse buccale, surtout du côté de l'injection ; au fond de la bouche, les piliers du voile du palais, causant parfois un sentiment de strangulation assez pénible.

Ces phénomènes plus ou moins accusés suivant les cas, se dissipent toujours assez rapidement après l'opération. Quelques personnes ont une sensation de sécheresse de la bouche due à la diminution ou même à la suppression complète de la sécrétion salivaire, ce qu'indiquent chez elles les mouvements répétés de la langue frappant le palais. Ajoutons que très souvent un léger œdème fugace de la région persiste plus ou moins longtemps après l'opération.

Les phénomènes généraux varient d'intensité naturellement suivant la dose employée et suivant les individus et les âges. Chez les individus bien portants d'ailleurs, j'ai remarqué et consigné dans plusieurs de mes observations un fait physiologique qui n'a rien d'anormal du reste, et déjà signalé par le Dr Cruet, c'est que l'action générale du médicament, l'action locale restant la même, était très approximativement en raison inverse du poids : c'est-à-dire que l'effet se faisait bien plus vivement sentir chez les petits et les maigres que chez les gros et les gras.

Dans les cas les plus nombreux et moyens, ce que l'on peut constater, c'est une légère pâleur de la face, un peu d'étourdissement, de l'agitation du pouls et du cœur, une vague sensation de nausées, un peu de faiblesse des jambes, avec un léger tremblement des membres, une tendance à la loquacité, le besoin de remuer et de marcher (surtout chez les enfants), enfin une légère sensation d'ivresse avec bien-être ou malaise général. Quelques moments après l'opération tout rentre dans l'ordre.

D'autres fois, la face devient très pâle et trahit l'angoisse, le pouls devient très rapide, et il y a de véritables nausées (une seule fois nous avons observé des vomissements), ralentissement ou au contraire augmentation des mouvements respiratoires, tendance à la syncope, avec tremblement général, sueurs froides et profuses, avec l'aspect d'une ébriété complète. Ces phénomènes n'ont encore rien d'inquiétant et se dissipent généralement vite. Ce sont à peu près les seuls que j'aie observés, s'ils persistaient ou s'aggravaient, nous arriverions aux accidents véritables, dont heureusement je n'ai pas eu d'exemple.

Il est ici très utile de faire remarquer que les phénomènes généraux sont toujours beaucoup plus accentués chez les individus à jeun, le médicament étant évidemment beaucoup plus vite entraîné dans la circulation générale. Contrairement à l'opinion de notre maître, le Dr Pietkiewicz, nous croyons que le moment le plus favorable pour les opérations, sera donc toujours deux ou trois heures après les repas ; immédiatement après il y aurait danger de vomissement.

La règle de ne pas opérer chez un individu à jeun s'explique, puisqu'il ne s'agit pas d'obtenir une anesthésie générale, mais un effet simplement local. Et nous avons du reste souvent observé que l'effet local était plus véritablement complet lorsque les phénomènes généraux étaient moins prononcés (en exceptant toutefois les manifestations hystériques).

Les accidents hystériques, et nous en avons observé plusieurs cas, ne nous arrêteront pas longtemps. Nous ne croyons pas, en effet, devoir les mettre sur le compte de la cocaïne. La plupart du temps ils se produisent sans qu'il y ait eu tentative d'anesthésie. La vue seule du davier détermine fréquemment ces accidents. Deux fois nous avons été obligé d'ajourner l'opération et la seconde fois les accidents de la première se sont reproduits : une fois même nous avons simulé une injection, l'extraction a eu lieu sans trop de souffrance, et la malade a eu des accidents nerveux plus prononcés que la première fois. Dans la journée même elle nous a dit avoir été beaucoup plus malade que le jour où nous lui avions fait une injection de cocaïne.

N'ayant pas moi-même observé d'intoxication aiguë grave, je ne crois pas devoir en parler ici. Ce serait peut-être le moment d'examiner les nombreux cas qui ont été publiés jusqu'à ce jour. Mais l'examen et la critique en ont été faits récemment par le Dr Delbosc, dans sa thèse sur l'étude physiologique expérimentale et critique de la cocaïne, nous ne croyons mieux faire que de renvoyer à ce travail (1).

Nous ne croyons pas devoir prolonger plus longtemps nos réflexions sur les phénomènes que nous avons observés. Disons cependant, que jamais ces phénomènes locaux ou généraux n'ont duré plus d'une demi-heure, et encore ceux-ci étaient-ils presque toujours d'origine purement nerveuse, souvent même ils avaient lieu chez des sujets manifestement hystériques.

Nous avons opéré plusieurs sujets tuberculeux, brightiques, alcooliques, épileptiques, etc., nous n'avons jamais chez eux observé rien d'anormal ou de particulier.

(1) Delbosc. *De la cocaïne et de ses accidents*. Th., Paris, 1889.

Avant de terminer ce chapitre, disons encore un mot des suites opératoires. Nous avons revu un grand nombre de nos opérés. Presque toujours il n'y a rien eu de particulier à noter. Quelquefois, et ceci presque exclusivement chez les nerveux ou les affaiblis, les tuberculeux notamment, il y a eu dans la journée de l'opération, un malaise général, avec mal à la tête, fatigue générale, manque d'appétit, état de nervosisme exagéré. Souvent les malades ont éprouvé le besoin de se mettre au lit ; la nuit était agitée et sans sommeil ; souvent le sommeil était agité par des rêves agréables.

Quant aux accidents locaux, une seule fois nous avons eu à enregistrer une fluxion qui a duré 3 jours. Une autre fois nous avons constaté un retard de la cicatrisation très manifeste avec élimination d'esquilles alvéolaires 8 jours après l'extraction ; aussi sommes-nous loin d'être de l'avis du Dr Galippe qui prétend que cet accident est très fréquent (1). Chez notre opéré, il y avait périostite aiguë et il s'était bien gardé de faire dans l'alvéole et plusieurs fois par jour les injections d'eau boriquée que nous lui avions prescrites, aussi lorsque nous l'avons revu, avons-nous trouvé l'alvéole purulent et rempli de débris alimentaires.

Disons enfin que presque toujours à la suite des injections de cocaïne, l'hémorrhagie consécutive à l'extraction nous a paru diminuée ; nous avons souvent pu consigner le fait dans nos observations. Deux fois cependant, nous

(1) Galippe, *Comptes rendus de la Société de stomatologie*, séance du 20 mai 1889.

avons eu de légères hémorrhagies pendant la journée de l'opération. Mais les malades nous ont affirmé qu'elles avaient duré beaucoup moins longtemps et en bien moins grande abondance que pour des extractions faites précédemment et sans anesthésie, bien entendu.

Avant de tirer de ces considérations générales, les conclusions qui s'imposent, nous croyons devoir consacrer un chapitre aux indications et contre-indications de l'anesthésie par la cocaïne ; enfin, un parallèle avec les divers anesthésiques employés actuellement en chirurgie dentaire fera l'objet du dernier chapitre.

INDICATIONS. — CONTRE-INDICATIONS

Pour nous, il n'y a pas de contre-indications formelles à l'emploi de la cocaïne, et nous n'avons jamais refusé d'une façon absolue de pratiquer l'anesthésie à l'aide des injections sous-gingivales.

Nous croyons que la seule indication qui s'impose est de savoir proportionner la dose de sel à injecter, à l'état local de la dent d'une part, à l'état général du sujet de l'autre.

Nous sommes du reste persuadé que la plupart des accidents et empoisonnements enregistrés dans la littérature médicale sont dus à l'ignorance des praticiens. Que de fois, en effet on aurait évité ces accidents si l'on eût examiné à fond le sujet. Le cœur, le poumon, les reins, le système nerveux, sont plus ou moins troublés dans leurs fonctions physiologiques normales. L'auscultation s'impose.

Qu'importe, le charlatan voit une opération à pratiquer, les honoraires sont proches, et plus considérables, vite une injection et sus au davier, voire même à la clef. Pardonnons-leur du reste, leur ignorance des choses médicales les excuse ; et la loi les absout.

Toutefois, s'il est des cas dans lesquels on est à peu près sûr du résultat, il en est d'autres où l'insuccès est presque certain. Je veux parler de la périostite aigue. Sur les 8 résultats nuls que nous avons enregistrés

7 sont dus à cette affection. Une seule fois nous avons eu franchement une anesthésie complète dans le cas de périostite aiguë. Aussi croyons-nous dans ce cas inutile d'anesthésier la dent par la cocaïne, à moins qu'on nous le demande avec insistance. On n'obtient en effet qu'une anesthésie partielle de la gencive et l'extraction est tout aussi douloureuse. Il est vrai que si le patient a eu l'ennui de la piqûre, en général très douloureuse dans ce cas, malgré la faible quantité de liquide injecté pour éviter la souffrance causée par la distension des tissus enflammés, l'opérateur a le bénéfice de l'effet moral produit, d'où la plus grande facilité de l'opération.

Le nervosisme et l'hystérie ne sont pas des contre-indications à l'emploi de la cocaïne, car nous avons dit déjà que les accidents nerveux sérieux se produisent tout aussi bien sans l'emploi de ce médicament.

L'appréhension joue en effet un grand rôle dans les phénomènes nerveux observés, et nous sommes absolument de l'avis du Dr Ferrier, qui prétend que si chez les enfants et les vieillards ces phénomènes font presque toujours défaut, c'est que l'appréhension leur manque à peu près complètement. On va leur enlever une dent, on leur promet qu'ils ne sentiron rien, ils ont confiance dans l'injection, se laissent opérer tranquillement, et la plupart du temps ils ne se sont aperçu de rien.

Lorsqu'il y a abcès, que la dent baigne dans le pus, nous croyons qu'il est inutile de faire d'injection de cocaïne. Celle-ci en effet loin de produire l'anesthésie, se répand dans la cavité, augmente la douleur en distendant les parois et l'effet obtenu reste nul.

Ici encore nous faisons une piqûre, mais sans injecter de liquide. L'effet moral est produit, la dent est très mobile, et l'extraction très facile bien que très douloureuse. Nous avons prévenu le patient du résultat négatif obtenu, il ne nous en veut pas.

Les divers états pathologiques dans lesquels nous avons eu à pratiquer des injections de cocaïne, ne nous ont pas paru non plus comporter de contre-indications à son emploi. Toutefois nous reconnaissons qu'en présence d'un sujet très affaibli par des maladies chroniques ou aiguës il faut se tenir sur la réserve et agir avec une extrême prudence.

Une seule contre-indication peut-être existe à l'emploi de la cocaïne et encore n'est-elle pas absolue. Nous voulons parler de l'extraction de la dent de sagesse à l'aide de la langue de carpe. Souvent, en effet, celle-ci est luxée si facilement, qu'elle peut sauter dans le pharynx ou le larynx, souvent dans ce cas anesthésies par l'effet de la cocaïne. Dans le pharynx la dent est avalée et tout se passe sans inconvénient. Pour le larynx il n'en est plus de même : on a enregistré plusieurs cas de mort dus à l'introduction de la dent de sagesse dans les voies aériennes ; pas un seul après l'usage de la cocaïne, je crois, mais celle-ci abolissant les réflexes de la région ne ferait qu'augmenter les chances d'un aussi redoutable accident. Aussi nous conseillons de s'abstenir de toute anesthésie lorsqu'une dent de sagesse doit être enlevée avec la langue de carpe, car on n'est jamais sûr de n'obtenir que la simple luxation, quitte à pratiquer ensuite l'extraction à l'aide d'un davier selon les indications.

PARALLÈLE

Notre intention n'est pas de passer en revue tous les anesthésiques connus et employés en chirurgie dentaire. Le nombre en est trop considérable et il s'accroît tous les jours. Nous dirons seulement quelques mots de ceux dont l'usage est le plus fréquent : le chloroforme, le protoxyde d'azote, l'éther, et le chlorure de méthyle.

Le chloroforme, rarement employé il est vrai, doit être rejeté d'une façon générale de la chirurgie dentaire, à moins d'indications tout à fait spéciales. Quelquefois en effet de nombreuses extractions s'imposent, beaucoup sont difficiles, et n'auront lieu qu'à la suite de manœuvres prolongées et fort douloureuses ; dans ce cas je crois l'anesthésie générale nécessaire et nous n'hésiterions pas alors à faire usage du chloroforme.

Le protoxyde d'azote est certes le procédé d'anesthésie le plus employé. Mais l'anesthésie produite par le gaz hilarant sans tension est trop fugace pour qu'on puisse en retirer des avantages bien sérieux, et nous sommes d'avis que dans la pratique journalière on doit lui substituer l'anesthésie locale. La durée de l'anesthésie qu'il procure ne dépasse guère 20 ou 30 secondes.

Souvent, il est vrai, ce laps de temps est suffisant pour bon nombre d'extractions faciles, mais lorsqu'il y a plusieurs racines à extraire, que les extractions nécessitent la luxation préalable à l'aide des leviers, ces 30 secondes sont absolument insuffisantes et alors le bénéfice de l'anesthésie est réduit à zéro.

Quant à l'anesthésie sous pression, procédé de P. Bert, elle était trop compliquée, et depuis longtemps abandonnée, elle ne peut plus être citée que pour mémoire.

L'éther assez rarement employé aujourd'hui a, comme les deux anesthésiques précédents, le défaut de déterminer une anesthésie générale, le plus souvent accompagnée de malaise et de vomissements.

Sans cependant être de l'avis du Dr E. Magitot qui rejette d'une façon absolue l'usage de toute anesthésie dans les avulsions dentaires, nous croyons toutefois que cette opération ne nécessite pas une anesthésie générale qui est toujours plus désagréable pour le patient que les douleurs provoquées par l'extraction et nous pensons qu'une anesthésie locale est bien suffisante.

Le chlorure de méthyle, vulgarisé en France par le Dr Galippe (1) et que nous voyons employé tous les jours par notre maître le Dr Pietkiewicz, la plupart du temps avec un succès absolu, nous semble être le procédé que nous emploierions le plus volontiers après la cocaïne. On lui fait le reproche de produire des eschares de la gencive, ou de la langue ; j'avoue que je n'en ai jamais vu d'exemple. Tout au plus si la muqueuse est enlevée, il reste alors une petite plaie, qui disparaît rapidement et dont les porteurs ne remarquent souvent même pas l'existence.

(1) Galippe. Nouvelle application du chlorure de méthyle liquéfié comme anesthésie locale. *Société de biologie*, février 1888.

Le seul défaut du chlorure de méthyle ainsi employé en stypage (procédé du Dr Bailly) est de produire une anesthésie de trop courte durée et souvent nous avons vu des extractions longues et difficiles, absolument insensibles au début devenir extrêmement douloureuses au bout de quelques secondes. Pour les molaires notamment la réfrigération n'est pas toujours suffisante et le résultat souvent incomplet. Nous croyons que la véritable indication de l'anesthésie par le chlorure de méthyle est l'extraction dans le cas de périostite aiguë, affection dans laquelle, avons-nous dit précédemment, l'usage de la cocaïne est presque toujours sans effet.

Nous avons trois fois fait usage de l'antipyrine en injections sous-gingivales comme anesthésique local. Nous avons toujours injecté 50 centigr., deux fois nous avons eu une anesthésie complète. Les deux individus opérés avaient eu des extractions antérieures très douloureuses ; nous-même en avions pratiqué une chez l'un d'eux quelques minutes auparavant, et celle-ci avait été très douloureuse. La troisième fois que nous avons employé l'antipyrine, l'insuccès a été à peu près complet, puis, le quatrième jour, le patient nous est revenu porteur à la voûte palatine, et au niveau de l'injection d'une plaque de sphacèle ayant les dimensions d'une pièce de 50 centimes, et qui gênait fort son alimentation. L'alvéole était purulent et nous avons enlevé 3 petits séquestres. Nous n'avons pas cru devoir continuer plus longtemps ce moyen d'anesthésie.

Il est un procédé d'anesthésie générale excellent, et dont l'usage doit être recommandé lorsque les sujets le permettent, c'est l'hypnotisme. Nous avons eu l'occasion de voir pratiquer de la sorte quatre extractions par notre maître, le Dr Pietkiewicz, deux dans le service du Dr Dumontpallier, et deux dans celui du Dr Mesnet, à l'Hôtel-Dieu.

Les patients étaient des femmes hystériques que l'on a endormies à l'aide des moyens ordinaires ; les extractions ont eu lieu sans douleur, et au réveil, les malades ont dit ne se rappeler rien de ce qui s'était passé. Une seule fois, l'une d'elles a eu au réveil une attaque d'hystérie.

Disons tout de suite que l'on ne doit endormir que des sujets manifestement hypnotisables, et ayant été déjà endormis plusieurs fois.

Nous ne croyons pas devoir insister maintenant sur les avantages de la cocaïne. Nos observations suffisent à justifier pleinement son emploi. L'anesthésie, le plus souvent complète, la durée de cette anesthésie qui peut se prolonger jusqu'à vingt minutes, l'absence générale des phénomènes généraux sérieux chez les patients, la simplicité de l'emploi du médicament, nous semblent remplir toutes les conditions désirables pour obtenir une anesthésie suffisante lorsqu'on a à pratiquer les extractions dentaires, même les plus longues et les plus difficiles. Aussi, croyons-nous pouvoir terminer ce travail en déclarant hautement que le meilleur procédé pour obtenir l'anesthésie dans les avulsions dentaires, c'est celui qui consiste à employer le chlorhydrate de cocaïne en injections sous-gingivales.

CONCLUSIONS

De l'ensemble des considérations qui précèdent nous croyons pouvoir tirer les conclusions suivantes :

I. — Le chlorhydrate de cocaïne à la dose de 2 à 5 centigrammes employé en injections sous-gingivales produit une anesthésie locale suffisante pour permettre l'extraction d'une dent sans douleur.

II. — On ne doit employer que les solutions fraîches et préparées au moment de s'en servir.

III. — La dose de 5 centigrammes ne doit jamais être dépassée.

IV. — Chez les nerveux, les cardiaques, les asthmatiques, les emphysémateux, les cachectiques, et d'une façon générale, tous les individus en état de santé manifestement défectueuse, on peut employer la cocaïne, mais avec une extrême prudence, et ne jamais dépasser la dose de 3 centigrammes.

V. — Le moment le plus favorable pour les opérations semble être 2 ou 3 heures après le repas. Autant que possible, il faut éviter d'opérer chez un individu à jeun depuis longtemps.

VI. — Dans la majorité des cas, les injections de cocaïne produisent des troubles généraux légers qui presque toujours se dissipent rapidement et ne laissent pas de trace. Dans beaucoup de cas on n'observe rien d'anormal.

VII. — La durée de l'anesthésie produite (15 à 20 minutes) doit faire préférer la cocaïne à tout autre procédé anesthésique.

VIII. — L'usage de la cocaïne et de l'anesthésie en général, quel que soit du reste le procédé employé, doit être exclusivement réservé aux médecins.

BIBLIOGRAPHIE

Andina. — Emploi du chlorhyd. de coc. dans les extract. dent. *Rev. méd. de la Suisse Romande*, t. VI, p. 440, 1887.

Chevallereau. — Des accid. causés par la coc. *France méd.*, 27 février 1887.

Colombe. — *Étude sur la cocaïne et les sels de coc.* Th., Paris, 1885.

Compain. — *Contrib. à l'ét. des inject. hypoderm. de coc.* Th., Paris, 1885.

Dally. — Accid. causés par la coc. *Discuss. à la Soc. de thérap.* 23 mars 1886.

Delbosc. — *De la cocaïne et de ses accid. Étude expér. et clin.*, Th. Paris, 1889.

Demarle. — *Essai sur la Coca du Pérou.* Th., Paris, 1862.

Duchaussoy. — *De quelques applic. thérap. de chlorure de méthyle.* Th., Paris, 1889.

Duchesne. — *De la cocaïne et de ses princ. applic. en thérap.* Th., Paris, 1887.

Dufournier. — Dangers de la cocaïne. *Arch. gén. de méd.*, octobre 1889.

Dujardin-Beaumetz. — *Les nouvelles médications*, p. 194. Paris, 1886.

Galippe. — Note sur une nouv. applicat. du chlor. de méthyle liquéfié, com. anesthésique local. *Soc. de Biol.*, février 1888.

Gauthier. — De l'anesthésie par la coc. en inj. sous-cutanées. *Rev. de clin. et de thérap.*, 12 juillet 1888.

Gazeau. — *Nouv. rech. expérim. sur la pharmacol., la physiol. et la thérap. du coca.* Th., Paris, 1870.

Grasset. — La cocaïne : ses actions physiol., ses antagon. et ses synergiq. *Sem. méd.*, 12 août 1886.

Hall (R.). — Hydrochlorate of cocaïn. *New-York. med. Journ.*, 6 décembre 1884.

Hillischer. — La coc. dans l'art dentaire. *Wiener med. Woch.*, 10 janvier 1885.

Hughes. — De la coc. dans la chir. dent. *Brit. med. Journ.*, 3 janvier 1885.

Laborde. — De l'action tox. de la coc. et de ses dangers dans cert. de ses applic. *C. R. de Soc. de Biol.*, octobre 1887.

Laffont. — Accid. et contre-ind. au protox. d'azote. *Soc. de Biol.*, 28 novembre et 26 décembre 1885.

Labry. — *De la coc. en ophtalmologie.* Th., Paris, 1885.

Laubi. (O). — Effets de la coc. en inj. sous-gingiv. *Corresp. Blatt. f. Schweizer*, Herzte, 1er novembre 1887.

Lépine. — Des accid. aigus d'intoxic. par la coc. *Sem. méd.*, 22 mai 1889.

Lippmann. — *Étude sur la cocaïne du Pérou.* Th., Strasbourg, 1868.

Martin. — Association de l'antipyrine à la coc. pend. l'anesthésie dent. *Lyon méd.*, p. 256, 12 février 1888.

Marshall. — De la coc. dans la chir. dent. *Journ. of Americ. med. Assoc.*, 12 septembre 1886.

Moran. — Un fait d'anesthésie générale provoqué par l'action combinée du chlorhyd. de morphine et du chlor. de coc. *Soc. Biol.*, 10 novembre 1889.

Moreau-Marmont. — *Anesthésie en chir. dent.* Paris, 1876.

Moreno y Maïs. — *Rech. chirur. et physiol. sur l'Erythroxylon coca du Pérou et la cocaïne.* Th., Paris, 1868.

Nègre (Henri). — *Sur le chlorhyd. de coc.* Th., Montpel., 1885.

Paillasson. — *Sur les princip. anesthésiques, employés dans la chir. dent.* Th., Lyon, 1886.

Pitres. — Anesthésie chirurgic. par suggestion. *Journ. de méd. de Bordeaux*, 6 juin 1886.

Rigolet. *Étude expérim. sur les propriétés physiol. et thérap. du chlorhyd. de coc.* Th., Paris, 1885.

IMPRIMERIE LEMALE ET Cie, HAVRE

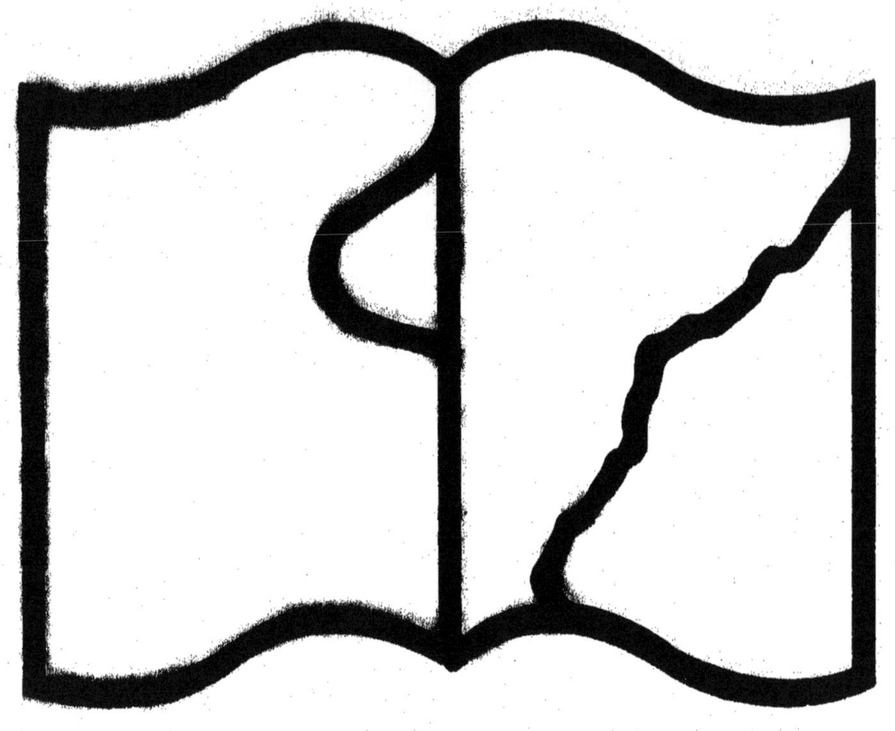

Texte détérioré — reliure défectueuse

NF Z 43-120-11

www.ingramcontent.com/pod-product-compliance
Ingram Content Group UK Ltd.
Pitfield, Milton Keynes, MK11 3LW, UK
UKHW020407220726
13923UKWH00004B/1804